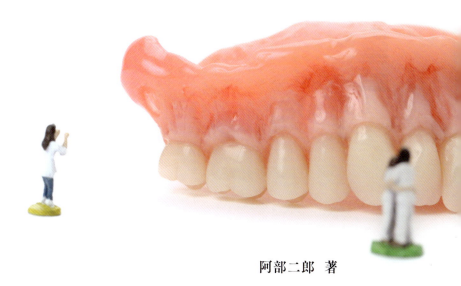

ステキな入れ歯
だから・・・

阿部二郎　著

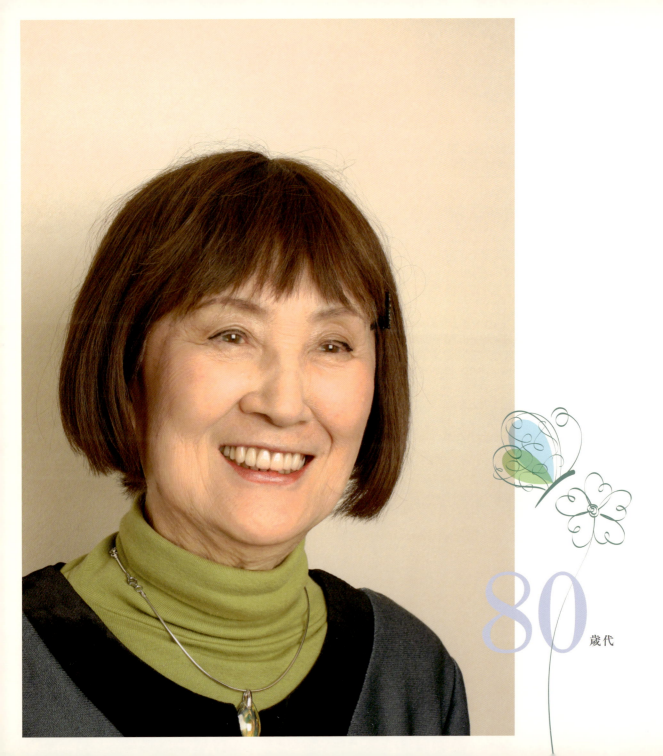

80歳代

"歯を失ってもステキなあなたでいられる"
これは、そんな話の本です。
おじいちゃん、格好いい！！
おばあちゃん、オシャレでキュート！！
うちのおじいちゃんやおばあちゃんが
こんなにステキだったら、
一緒にデートしたり、ディナーを食べたり、
そして、旅行にも行きたいな。
そして、私が年をとっても、
やっぱりステキと言われたい。
　　クラス会楽しみだわ！！
　　皆さん、私を見てどう思うかしら？！
　　いつまでも、若々しくありたいわ！

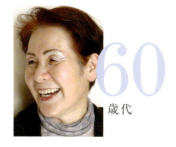
60歳代

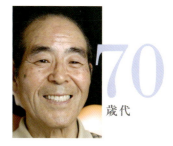
70歳代

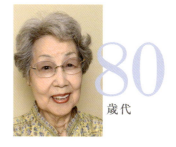
80歳代

総入れ歯、部分入れ歯のみなさんです。とてもステキな笑顔で活き活きとしています。

CONTENTS

01 ステキな入れ歯を作りましょう ……06

- "ステキな入れ歯を手に入れる"と…… ……06
- 美しさに目覚めた人たち ……07
- "エステティックライン"がポイント ……08
- 薄くなった唇をふっくらとさせます ……09
- 若い頃の写真を持って歯科医院を訪ねましょう ……10
- 不満や要求をお話しください ……11
- 入れ歯でお顔はこんなに変わります ……12
- 歯並びもステキな入れ歯の要素です ……13
- 豊かな個性　それがあなたです ……14
- あきらめないで！ ……15
- "でも高いんでしょ？" ……16
- 無駄にお金を使いたくないから、よい歯医者にかかりたい ……17

02 入れ歯にはこんなに種類があります ……18

- ◎部分入れ歯 ……18
  - バネの見えないナイロン製の入れ歯 ……19
  - しっかり固定の審美入れ歯 ……20
  - o-ring（オーリング）の入れ歯 ……21
- ◎総入れ歯 ……22
  - 歯肉が本物みたいに見えるオシャレな入れ歯 ……23
- ◎インプラント併用の入れ歯 ……24
  - 下顎に2本のインプラントを用いた入れ歯 ……24
  - 上顎に6本のインプラントを用いた入れ歯 ……26

03 入れ歯ができるまで …… 31
入れ歯作製の過程 …… 31

04 困ったときには …… 36
下の入れ歯が浮き上がる …… 36
上の入れ歯が落ちる …… 37
"何度作っても合わない、いやになっちゃう……" …… 39
食べ物が上手く噛み切れなくなった …… 41
入れ歯が少しゆるくなった …… 41

05 ステキな入れ歯は使うほどに価値がでる …… 42
高価な入れ歯を作っても歯がすぐにダメになるのでは？ …… 42
入れ歯を長くもたせましょう …… 44
入れ歯はきれいにしておきましょう！ …… 45
入れ歯の取り扱いで注意すること …… 46

COLUMN
- 患者さんの美にかける熱い想い …… 27
- 入れ歯でどの程度食べられるようになるの？ …… 28
- ステキな入れ歯を作ってもらうために絶対欠かせない大切なこと …… 30
- 市販の入れ歯安定剤を頻繁に使ってもいいのかしら？ …… 38
- 入れ歯はどうやって吸着するの？ …… 40
- 10年経過　元どおりに修復 …… 43

おわりに …… 47

DESIGN／金子俊樹　対馬りか

01 ステキな入れ歯を作りましょう

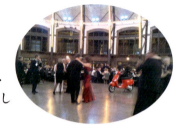

"ステキな入れ歯を手に入れる"と……

　ステキな入れ歯を入れることで、顔の感じが変わり、想像以上の美しい姿を取り戻すことができます。
　けれどもやはり入れ歯は入れ歯。まずは、どれだけ以前のように、おいしいものが食べられるかが一番の問題になります。入れ歯を使用している方々は、入れ歯でどんなものが食べられるか、またおいしく食べるための調理法や栄養のこと、そして、入れ歯安定剤などを用いていなくても、痛くなく食べられる、という話題に関心が高まっていきます。
　でも、おいしく食べられるだけではダメです。入れ歯を入れた瞬間から、背筋が伸び、スーツがビシッと決まる。美しいドレスを着たくなる。たまには音楽会や食事会にもお出かけしたくなる。そんな自分を活き活きとさせてくれる入れ歯が話題になっています。
　センスのいい着物やドレス、それに合わせたジュエリーやグッズは、年齢を問わず気品を保つのに大きな役割を果たします。それと同じように、ステキな入れ歯を入れることは、歯を失った方々にとって社交性を取り戻す大きな役割を果たしてくれるのです。

「アラッ、あなたお若いのね！
全部自分の歯なの!? うらやましいわー」
「そうなの、全部自分の歯なのよ！」
うふふ、嘘ついちゃった……

ステキな入れ歯を作りましょう 01

美しさに目覚めた人たち

どこのデパートに行っても1階から4階は女性のための売り場が占め、男性用品の売り場が少ないことに気づきます。客は比較的年齢の高い層が多く、良いものを長く素敵に着こなそうと、時間をかけてほしいものを選んでいます。

20～30年前の一般的な日本人では、「歯並びは、そこそこでいい、人並みでいい」という考えが主流でした。しかし最近では、子供たちが歯並びを気にして矯正治療に通うように、高齢になっても「身だしなみや美しさは口元から」とオシャレを楽しむ人が増えてきました。海外旅行が当たり前の時代になり、欧米の映画やテレビを見る機会が増えたことによる影響なのかもしれません。

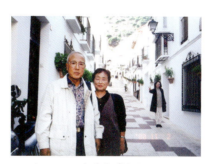
スペインにて。人生を楽しむ

女性がオシャレになっていけば、自ずと一緒にいる男性もオシャレに気を遣うようになります。

素敵な笑顔はその人の人生を豊かにし、立ち居振る舞いまでもステキに見せる。

「年をとっても元気で健康で明るくありたい」。そういった美しさに目覚めた人たちが年々増加し、活き活きとした人生を楽しんでいます。では、「素敵な笑顔」になるには、どのようにしたらよいのでしょうか。

"エステティックライン"がポイント

"エステティックライン"という言葉をご存知でしょうか？

素敵な笑顔を作るのに、エステティックラインというのが重要になります。

顔を横から見て鼻先と顎を結んだ線をエステティックラインといいます。吉永小百合さんや山口百恵さん、上戸彩さんなどの美人女優さんは、このラインが真っすぐに揃っているので素敵に見えるのです。

歯の前後の出方を変えると……
同じ患者さんなのに、新しい入れ歯で横顔がこんなに素敵に

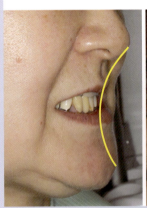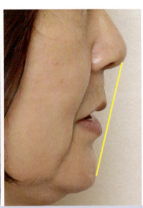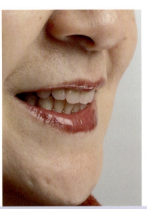

鼻と唇と顎を結んだ線をエステティックラインといいます。
前歯が後ろへひっこんでいると、三日月のように唇が凹んだ顔立ちになります。
入れ歯では、歯の位置をあなたの好みに合わせて自由に変えることができます。
歯の位置を前に出すと「こんなに素敵な横顔に！」
まったく別人のようです。

ステキな入れ歯を作りましょう 01

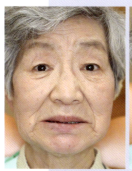
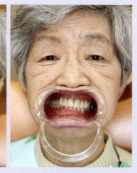
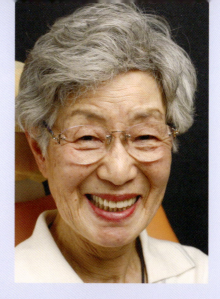

若々しい素敵な笑顔に!

薄くなった唇をふっくらとさせます

加齢とともに唇は薄くなり、赤みを失ってきます。
入れ歯の上下の高さが低いと、顔がクシャッと縮んだ感じになり、シワが多く見られるようになります。ほうれい線もくっきり現れるようになります。

同時に上唇も薄く見えてしまいます。ですから、「顔を作る」「入れ歯で美しい顔立ちにする」には、入れ歯の高さを決めることがとても重要になります。これがうまくいくと、噛み合わせの位置がぴたっと決まり、食べられる食品も多くなります。

美しさと快適な食生活の両方を手に入れることができるのです。

治療前と治療後では、見違えるようにエレガントになります。

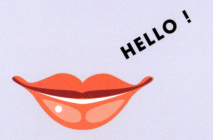

年をとると赤い口紅が好まれる

若い頃に赤色だった唇の色が加齢とともに肌色に変化します。年をとると女性が赤い口紅を引くのは、若い頃の口元を保とうとするからです。

もっと、もっと、もっとステキに！
若い頃の写真を持って歯科医院を訪ねましょう

どんな顔になりたいのか？　どのような入れ歯が希望なのか？を歯医者に口で説明することは、患者さんにとっては大変難しいことでしょう。

写真の方は、私がドイツで治療した女性の患者さんで、72歳です。

日本人の私に作ってほしい入れ歯のイメージを伝えるために、自分の若かった頃の写真を持参しました。昔の素敵な自分に戻りたい！　という気持ちが伝わってきます。

彼女は私に、「美しくなることは、希望、エネルギー、勇気、そして、自信や誇りを与えてくれる。そのために、品格のある、知性あふれた自分の顔を取り戻したい」と述べました。

同時に、「家族といっしょに食事を始めて、いっしょに終われる入れ歯であればもっといいのに」と付け加えました。

「このあたりの張りが弱いから、この入れ歯を入れると唇が曲がって見えるわ」

「下の入れ歯がゆるくて飛び出しそうなの」

「唇の厚さが上下で違って、紅をキレイに塗れないのよ」

「口元のシワは、何とかならないかしら」など、気になっていることをたくさん話してくれました。

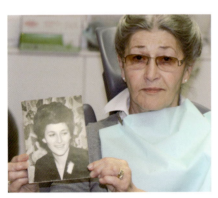

昔の自分に戻りたい

ステキな入れ歯を作りましょう 01

不満や要求をお話しください

装着している入れ歯の不満のみならず、新しい入れ歯に対する期待や要求を歯医者に伝えることはとても大切です。

日本人の患者さんの多くは、シャイで、物事を強くおっしゃいません。

「どのような入れ歯をお望みですか？」と聞くと、たいがいの方が「お任せします」と答えます。自分の主張を曖昧に伝えたのでは、好みの入れ歯を手に入れることができません。多くの意見や情報を伝えることが、よい入れ歯を作るヒントになります。遠慮なくおっしゃってください。

もちろん、実現可能なことと不可能なことがありますが、私たちは最大限の努力をして、皆さんへの要求を達成していきます。

それこそが、歯医者の醍醐味なのですから……。

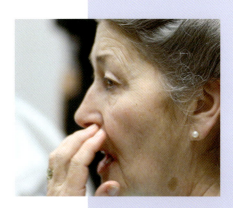

入れ歯でお顔はこんなに変わります

　入れ歯で顔の長さ（高さ）を自由に変化させることができます。
　顔が元どおりの長さになって肌に張りがでて肌つやも変わります。唇もふっくらとして、まぶたが開いて大きな目に見えます。
　入れ歯で顔の高さが変わると素敵さが増します。
　顔を美しく見せる際にもっとも大切なことは、顔の長さ（高さ）を決めることです。
　入れ歯を作るときに、顔の長さを自由に変えることができるので、あなたにもっとも適した顔の長さが、あなたをより美しく見せるはずです。

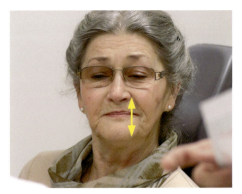

古い入れ歯を装着しているところですが、寂しそうに見えませんか？　顔がつぶれている感じで、シワが目立ちます

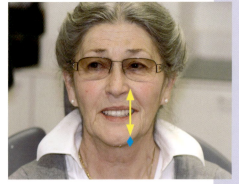

新しい入れ歯を装着したところです。黄色矢印は古い入れ歯を入れた顔の高さ、青色矢印は、高くなった量を表しています

ステキな入れ歯を作りましょう 01

歯並びもステキな入れ歯の要素です

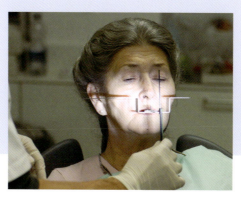

お顔の中心線と歯の水平ライン、そして歯並びの傾きが決まると、ますます素敵になります。この金属のプレートは、それらを決定するための器具です

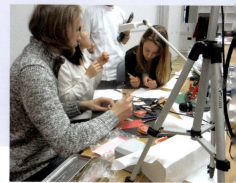

真剣に学ぶ歯科技工士たち

　また、歯並びを整えるともっと格好よくなります。
　美しさを作り上げる技術は歯医者と歯科技工士の協力（コラボレーション）で決まります。歯を作る人たちのことを歯科技工士といいます。このライセンスは、国家試験を合格しないと取得できません。歯科技工士と歯科医師が一緒になってあなたの好みの顔を作り上げることがとても大切です。

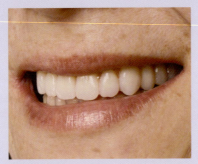

前歯が内側に向いて個性を出している
（76歳）

前歯がキレイに並んでいるので若さが
強調される（43歳）

豊かな個性

それがあなたです

　若いモデルたちが颯爽と歩けば、どんなに安い服でも素敵に見える。年配の方々に合う服を選ぶほうが、若い人の洋服選びよりもはるかに難しいはずです。

　60歳を超すと、それぞれの顔立ちが個性的になっていくので、美男美女の面影は次第に消え、これまでの生き様がその表情に現れます。けれどもそれがかえって素敵に見えることも多く、いわゆる「渋ーい顔立ち」「落ち着いた顔立ち」に変化することもあります。

　顔だけでなく、全体的な面でも、年齢を重ねると姿勢が悪くなり、髪が薄まり白髪に変わります。そのような方たちに合う美しさとはどんなものでしょうか？　素敵に見える入れ歯とは？

　それぞれに合った、素敵な表情をかもしだす入れ歯。それを、探し、見つけ、作り上げるのが、歯科医院の仕事です。患者さんの個性に合わせて、歯の見え具合や位置を変えることによって、表情豊かな顔を作り上げることができます。

ステキな入れ歯を作りましょう 01

あきらめないで！
（受け口の患者さん　83歳）

「もう、年だから、見た目なんてどうでもいいや！」と、ジャージ姿で街を歩いている高齢の方を見かけます。いえ、いえ、そのような方々を卑下しているわけではありません。

自分の親だったら、「お母さん、お父さん、もっときちんとしてよ！　たまには美容院に行って格好よくなって！」と言いたくなるのは、私だけではないでしょう。なかには、入れ歯を外したまま、平気で人前に出る方もおられます。

見た目に気を遣わなくなってしまった自分の親に寂しさを感じた昔の自分を思い出してください。「年をとったからって、自分に負けないで！」と、子どもたちは言いたいのです。「お父さん、お母さんは、いつまでもステキでいてほしい」と。

この患者さんは、いわゆる受け口、下の顎が上の顎よりも前に出ている方です。遺伝や骨格の異常から生じるこの噛み合わせで、不利なことも多かったと、本人は話されました。

できるだけ目立たないように彼女の気持ちを配慮して、一見、普通の噛み合わせに見えるように入れ歯を仕上げました。若い頃は外国の大使館に勤めたこともあったそうで、年をとってもその気品が顔に現れています。

「胸をはって、プライドを保つ」。生きている間はステキでいたい、という気持ちが、表情に現れています。

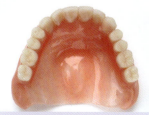
上顎は総入れ歯

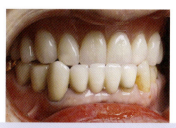
受け口の患者さん

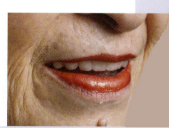
受け口には見えません

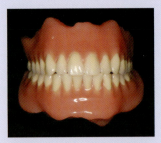

保険の入れ歯。国で指定された材料で作られます

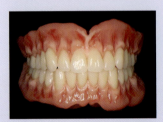

自費治療の入れ歯。高価で精度の高い材料を用いて最高の技術を投入して作られます

"でも高いんでしょ?"

そうです。ステキで、いろんなものをおいしく食べられる入れ歯は、保険治療適応外と考えたほうがよいでしょう。

「エーッ、そんなにかかるの!? もう歳だし、年金暮らしだから……」

患者さんからこんな話を、よく聞かされます。

これまで保険料をずーっと払い続けてきたのだから、ここで使わなければ損、また、これまでの自分の負の経験から、「入れ歯は保険治療も自費治療も大して変わらないみたいだから、保険の入れ歯でいいわ!」と、妥協してしまう方が結構います。日本の医療保険制度は、世界に類のない全国民の健康を守る制度ですから、入れ歯の製作費は安く、材料はそれなりに使えるものと決まっています。しかし、美しさに関わる技術や入れ歯の製作精度をあげるために特殊な材料や技術を用いた治療は、保険外の治療になります。これを自由診療(自費治療)とよんでいます。ちなみに、上下の入れ歯の値段ですが、アメリカ、スイス、オーストラリアでは50万円、ドイツや韓国では20万円ぐらいです。高いものでは200万円するものもあります。

入れ歯自体の形からは、保険の入れ歯と自費の入れ歯の見た目はそんなに差がないように見えますが、自費の入れ歯は精度が高いので装着感がよいばかりでなく、使用している材質が口腔内の歯にも強いので変色しにくい金属の薄い入れ歯など、さまざまな利点があります。

入れ歯の値段は各歯科医院によって異なるので、訪れる歯科医院の入れ歯の値段を前もって確認しておきましょう!

無駄にお金を使いたくないから、よい歯医者にかかりたい

どんなにいい入れ歯を作っても、患者さんに満足していただけなければ、その価値は生まれません。自由診療の場合は、患者さんが満足するまでつき合うことを前提とした値段と考えられています。ですから、治療に入る前に、歯科医師に入れ歯の保証期間と、うまくいかなかった場合の対応や支払いについて必ず確認しましょう。

では、どんな歯科医院に行けばよいのでしょうか。

日本には、入れ歯作りの上手な歯医者がたくさんいますが、その実態を把握することは困難です。ホームページから得られる情報だけでなく、ご近所の知り合いに、歯科医院の噂をよく聞くことも大切です。

歯科医院の診療内容はそれぞれに特徴があります。早くて安い、値段が高いが入れ歯が馴染むまでつき合ってくれるなど、さまざまな歯科医院があります。入れ歯の製作にいくらお金をかけられるのか、自分自身の健康の状態、通院する時間、などを考えて、自分に合った歯科医院（歯科医師）を選んでいただきたいと思います。

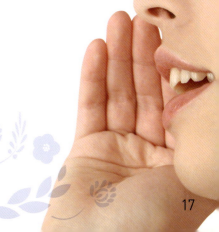

02 入れ歯にはこんなに種類があります

入れ歯は、大きく分けて総入れ歯と、ある程度自分の歯が残っている方が装着する部分入れ歯に分けられます。また、費用に関して分けるならば、保険の入れ歯と自由診療の入れ歯に分けられます。

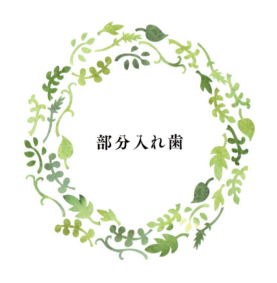

部分入れ歯

まず、部分入れ歯についてお話しします。

保険の部分入れ歯は、ピンクの硬質プラスチック（レジンといいます）と、保険適応の人工の歯の組み合わせで作られていて、バネタイプのクリップで残った歯に引っ掛けて、入れ歯が動かないようにしています。

一般の保険医療機関では、これ以上のことはできません。保険制度は国民全体を救う制度で、歯科に関していえば、食生活を保つための制度です。したがって、もっとキレイに見せたい、より高い機能のものに、という美容や特殊な治療は保険外治療、いわゆる自由（自費）診療として扱われます。これは、部分入れ歯だけのことではなく、総入れ歯でも、同様のことが言えます。

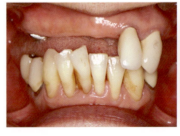
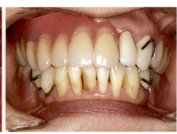

上の前歯から奥歯にかけて保険の部分入れ歯を使用している例。バネタイプのクリップ（クラスプという）で引っ掛けて固定します

一方、自由診療の場合は、患者さんの美しさや機能の要求に合わせて、違和感の少ない義歯を作製することが可能です。近年、金属が表に見えると、「恥ずかしい」「オシャレじゃない」「自分のプライドが傷つく……」そういった声が高まっています。いろいろな種類の審美的な入れ歯がありますが、ここではそのいくつかを紹介します。

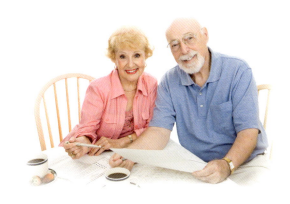

● 部分入れ歯 ●

バネの見えない ナイロン製の入れ歯

ナイロン製の部分入れ歯（バネの代わりにナイロン樹脂を歯頸部に巻いたもの）は、金属が見えずオシャレですが、歯肉炎が起きやすくなります。歯科医院できちんとブラッシング指導を受けましょう。

また、たくさんの歯を失ったケースでは、使用できません。

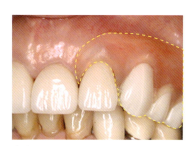

金属のバネは使用していないので、本物の歯肉のように見えます

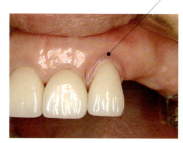

炎症（赤くなっています）

ナイロン樹脂を歯茎に巻き付けるので炎症が起きやすくなります

● 部分入れ歯 ●

しっかり固定の審美入れ歯

● **ダブル冠型の部分入れ歯**
  （内冠と外冠がピタリとはまる入れ歯）

　歯に内冠、そして外冠の付いた入れ歯を載せれば金属のクリップも見えることはなく、しっかりと固定されます。

　清掃するときは、入れ歯を外して入れ歯と自分の歯を別々に磨きます。

　写真の患者さんは、上の入れ歯が落ちる、下の部分入れ歯が痛くて入れていられないと、苦痛を訴えて来院されました。診断したところ、どうしても残すのが無理な歯があったのでそれらを抜歯し、残った5本の歯に金属の内冠を被せました。その上から入れ歯が「ストン」と入り、下の入れ歯はしっかり固定されました。上の入れ歯は強く顎に吸着していて、落ちることはありません。

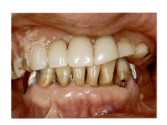
治療前

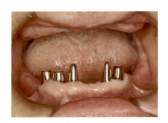
下の残った歯に内冠を被せたところ

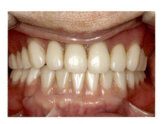
完成した入れ歯が装着されました！

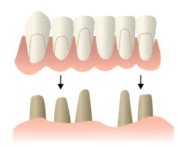

入れ歯にはこんなに種類があります 02

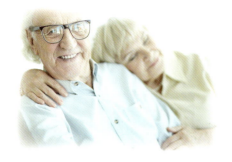

● **オシャレ入れ歯にこだわる**
　素敵な笑顔を求める患者さんには、変色の少ない美しい人工歯を用いたり、バネが見えないタイプの入れ歯もお勧めです。また、歯肉もまるで本物と間違うほどのリアルさが表現できます。それぞれのお口に合わせた最良の選択が可能になり、「オシャレ入れ歯」にこだわることができるのが、自由診療です。

● 部分入れ歯 ●

o-ring（オーリング）の入れ歯

　o-ring（オーリング）の入れ歯は、2本残っている歯の上に、ゴム製のリングがパチンと入り、入れ歯が固定される、という仕組みです。

　歯には突起のついた金属を付けます。その上に、ゴム製のクリップ（o-リングといいます）が入ります。このゴムを義歯の方に付けると、義歯はクリップでしっかり止まります。下の3枚の写真は、左右の上顎の犬歯にこの方法を行った例です。

　義歯の方に2つのゴム製クリップが付けられ、義歯がピタッとおさまります。

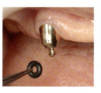

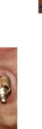

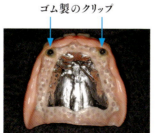
ゴム製のクリップ

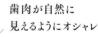
変色しにくいキレイな人工の歯

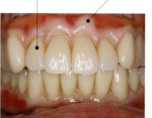
歯肉が自然に見えるようにオシャレ

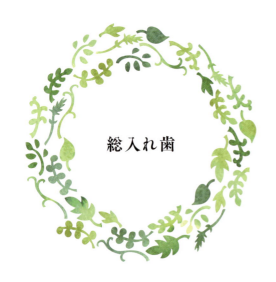

総入れ歯

　総入れ歯も、部分入れ歯と同様、保険診療と自由診療に分けられます。

　自由診療の入れ歯は、一見保険の入れ歯と変わらないように見えますが、精密なレジン（入れ歯のベースとなるピンクの部分）を用いた入れ歯、コバルトクロームやチタンなどの軽量で薄い金属を使った装着したときに違和感の少ない入れ歯や、入れ歯があたる歯肉の部分を土手と呼びますが、土手の痛みが強い患者さんに使う軟らかい素材のもの、オシャレで格好のよい歯肉色をデザインした入れ歯など、様々なものがあります。

　また、患者さんの状況によって使い分けが必要になります。たとえば、土手がどんどん小さくなっていって、入れ歯がすぐに合わなくなったり、噛み合わせが不安定になっていくという方には、修理修繕のしやすいプラスチック系の入れ歯がよいでしょう。

　一方、土手の形がよく、長期にわたって使用できると歯科医師が判断した方には、薄くて割れない金属の入れ歯が有効です。

　また、入れ歯を入れると吐き気が出てくる方には、上顎部分を取り除いた無口蓋義歯（むこうがい）という入れ歯もよいでしょう。

　どの入れ歯がよいのかは、歯科医師のアドバイスを聞き、よく話し合って決めるとよいと思います。

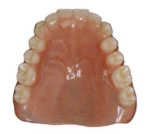

落ちにくく修理もしやすい高品質なプラスチックの入れ歯

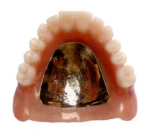

上顎部分が金属の入れ歯。金属床と呼びます

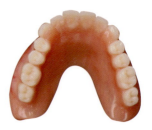

【無口蓋義歯】上顎部分を取り除いた装着感のよい入れ歯ですが、落ちやすいのが最大の問題です。吐き気の強い方には最適です

● 歯肉が本物みたいに見えるオシャレな入れ歯

　笑っても歯肉が見えない方々はたくさんいますが、見えないところ（歯肉）に気を配りオシャレをすることも、実は大切なのです。

　患者さんは、入れ歯を装着する前に必ず、歯が欠けていないか、汚れていないかなど、入れ歯を確認します。そのとき、とてもキレイで本物の歯肉のような入れ歯だと、「手間がかかっていて、オーダーメイドの入れ歯」と思い、とてもていねいに扱うようになります。ビシッとしたスーツやステキなドレスは、自分をきりっとさせてくれるのと同じように、「良い入れ歯を入れている」と自覚するだけで、人の立ち姿や振舞いは変わるものです。

　入れ歯の完成前に色を付ける方法と、完成後に色を付ける方法がありますが、ここでは、完成後に色の付いた材料を盛り上げていく方法を簡単にご紹介します。

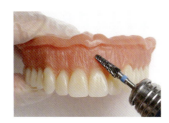

入れ歯の表面を一層削ります

▼

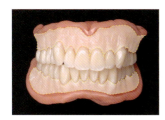

削った部分

▼

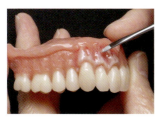

削ったところに色材料をていねいに盛り上げて、自然な感じを出します

▶

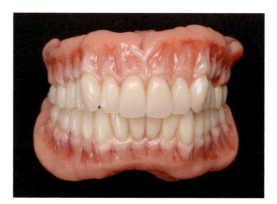

自然でキレイな入れ歯の完成です

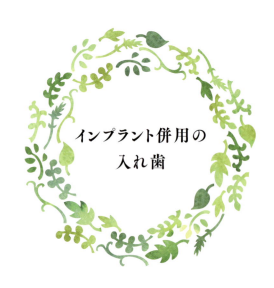

インプラント併用の入れ歯

　最近は、入れ歯の治療にもインプラントを有効に用いるようになってきました。
　インプラントとは、チタン製の人工歯根を、歯が失われた顎の骨に手術で埋め込んだものです。
　総入れ歯の患者さんにもインプラントに入れ歯をクリップで止める方法が用いられ、それをインプラントオーバーデンチャーと呼びます。
　インプラントオーバーデンチャーは、食事中や会話中の入れ歯の動きをインプラントが止めてくれます。インプラントがあるのとないのでは、噛む力がまったく変わります。残念ですが、これまでの総入れ歯に勝ち目はありません。完全なインプラントオーバーデンチャーの勝利です。とても魅力的ですが、インプラント治療を受けるためにはいくつか条件があります。インプラント手術に抵抗がなく健康体であること、高額治療であること、インプラントの管理を歯科衛生士とともに継続できること、などです。

●下顎に2本のインプラントを用いた入れ歯

　下顎の入れ歯は、2本のインプラントで支えても問題ありません。
　下顎にインプラントを用いた入れ歯のおもなものに、横棒（バー）に入れ歯のクリップがカチッとはまる「バータイプ」と、インプラントに付いているボタンがパチンと入れ歯にはまる「ボタンタイプ」があります。
　バータイプもボタンタイプも入れ歯使用後のインプラント生存率は同じと考えられていて、約97％です。どちらを選択するかは、歯医者さんとよく相談しましょう。

2本のインプラントで支える下顎のインプラントオーバーデンチャー

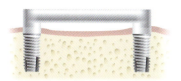

下顎に2本のインプラントを用いた入れ歯！

バータイプ

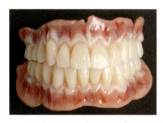 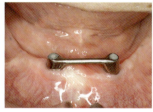 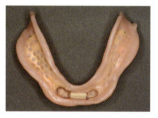

下顎の入れ歯は、2本のインプラントで支えても問題ありません。バータイプ：横棒（バー）に入れ歯のクリップがカチッとはまる

ボタンタイプ

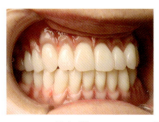 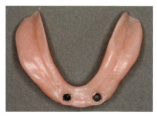 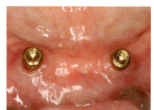

入れ歯についている凸と、インプラントの凹がボタンとなっていて、カチッとはまる

● 上顎(うわあご)に6本のインプラントを用いた入れ歯

　上顎にインプラントを用いた入れ歯は、入れ歯による吐き気が強い方や、健康な歯のときのように、硬い肉でもドンドン食べたいと熱望する方には最適な入れ歯です。

　けれども、上顎の入れ歯をインプラントで支えるためには、最低4本以上のインプラントを埋入（埋め込むこと）しなければよい結果は望めないと考えられています。

　予算の問題や、楽な外科治療を望んでインプラントの本数を少なくした結果、インプラントが抜けてしまったという報告も多く、上顎にインプラント併用の入れ歯を入れる場合は、きちんとした診断を受け十分な注意が払われなければなりません。

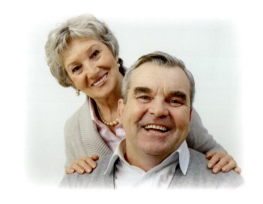

（ 6本のインプラントを用いた
上顎のインプラントオーバーデンチャー
とてもキレイで何でも食べられる！！ ）

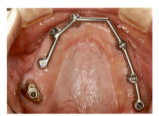 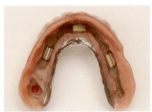 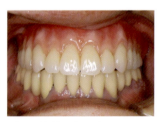

上顎の場合は、最低4本以上のインプラントを埋入しなければよい結果は望めません

COLUMN
患者さんの美にかける熱い想い

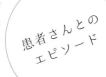
患者さんとのエピソード

　以前、来院していた患者さんで、入れ歯を作る際に、歯並びの修正に4時間費やしたことがありました。

　最初の歯並びが気に入らず、何度も歯の並べ替えを行ったのです。正直、歯医者側の話ですが、費用対効果を考えると、「保険治療の入れ歯の試適（装着して試すこと）」に費やせる時間は、多くて30分程度です。数時間後、患者さんは、「やはり最初の歯並びがよかった」と言い出し、結局、最初の歯並びに戻ってしまいました。すでに4時間経過していて、私たちも「はじめから、これでいいと言ってくれればよかったのに……」と疲れきってしまいました。

　それから8年後に、その患者さんが入れ歯が少し緩くなって再度来院しました。そのとき私に言った言葉が、「この歯並びだけは絶対いじらないで。私はこの歯並びが気に入ってるの」。私たちの努力が認められた8年後の瞬間です。私は、いまでは、あのときの4時間は、患者さんが私たちが作った歯並びに納得するために必要な時間だったのだと解釈しています。

　洋服を選ぶとき、いろんな服を試着してみて、最終的に最初のものを選んだ光景とよく似ています。患者さんの美にかける意気込み、こちらが想像する以上に熱いものなのですね。

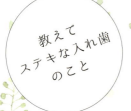

教えて
ステキな入れ歯
のこと

COLUMN

入れ歯でどの程度 食べられるようになるの？

入れ歯は残った土手の上でわずかに動きながら機能しています。入れ歯で何でも食べられるという人もいますが、やはり健康な歯の持ち主とは大きな差があります。

土手が十分にある人から土手が減って入れ歯の安定が悪い人もいて、土手が吸収すると、食べられる食品が変わります。歯が残っている部分入れ歯と、総入れ歯の患者さんとでは、まったくといってよいほど噛む力に差があります。

また、インプラントを埋入することによって見違えるほどの食生活を営むことが可能になることも事実です。とくに総入れ歯の人は、家族と一緒に食事をはじめて、一緒に終れるのが理想です。

けれども、これを達成することはかなり難しいのが現状です。とくにスルメやアワビといった硬すぎる食品や、レタスなどの薄く繊維質の食品を入れ歯で食べることは難しいとされています。人によって食べるスピードや食品が変わるので、食材の調理法を工夫することも必要となります。右頁の図は、軟らかいものを中心にして順に並べてあります。自分で今の食事の状況を知っておくとよいでしょう。

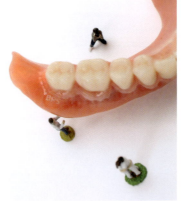

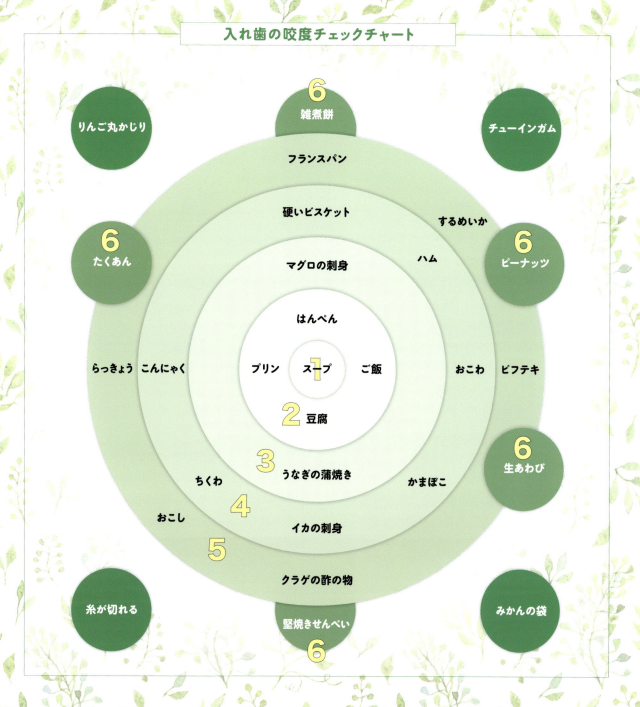

教えて ステキな入れ歯 のこと

COLUMN

ステキな入れ歯を作ってもらうために 絶対欠かせない大切なこと

歯科医院のチームワーク力

　歯科衛生士をご存知でしょうか？ 歯科衛生士は、専門学校を卒業後、歯科衛生士国家試験に合格した歯科専門の看護師です。歯周治療を専門に行うエキスパートでもあります。部分入れ歯を作る前に、あるいは、インプラントを含めた治療を行う前に、歯科衛生士と協力して、歯周病の予防対策をしっかりと行い、お口の健康状態をよくします。

　歯周治療を行いながら、それぞれの歯の余命を診断し、最終的な入れ歯の設計を行います。どの歯にバネやクリップをかけたらよいか、入れ歯が入るお口の健康をどのようにして維持するか、入れ歯を入れる前に歯周病を退治しなければ、治療は前には進みません。

　"汚いお口の中ではどんなに高価な入れ歯も長く使えるはずがない"。これは歯科100年の歴史からもいえる当たり前のことです。地盤を固めてから入れ歯という家をその上に作る。これは、残った歯を失わない、そして、入れ歯を長く使うための、基本中の基本です。高価でステキな入れ歯を作るのであればなおさらの話です。

　入れ歯作りは、歯科医師だけでなく、医院のスタッフみんなで行うものです。そうすることで、患者さんの些細な問題でも見逃すことがなくなるのです。

　入れ歯の患者さんには、ぜひ、歯科衛生士がいて、そして、歯科技工士と歯科医師のチームワークがとれた歯科医院を選んでほしいと思います。

03 入れ歯ができるまで

入れ歯ができるまでには、以下に示すいくつかの段階があります。

1 1回目の型採り

2 噛み合わせを探る

3 2回目の精密な型採り

4 歯を選ぶ

5 歯を並べる

6 試しに入れ歯を入れる

7 ワックスで作っていたものをレジンに置き換える

8 口の中に装着する

9 調整

　完成！

10 メインテナンス

入れ歯作製の過程

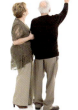

通常は、以上の1～9までの過程を経て完成させ、その後は、良好な状態を保つためにメインテナンスを続けていきます。では、どのようなことをやっていくのか、具体的にみてみましょう。

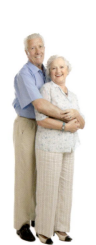

1

1回目の型採り

まず初めに、口腔のおおよその形と、どのように噛んでいるのか、簡単な噛み合わせを型採りします。

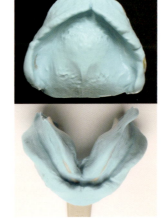

2

噛み合わせを探る

歯をたくさん失うと、どこで噛めばよいのか、どの高さで入れ歯を作ったらよいのかまったくわからない状態になるので、噛み合わせを探っていきます。専門的には、「噛み合わせを採る」といいます。とくに顔の高さが顔立ちに大きな影響を与えます。この作業は入れ歯を作るときにもっとも大切な作業の1つといわれています。

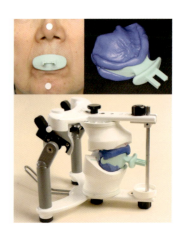

＊ここで紹介する入れ歯の製作過程は、"BPS：Biofunctional Prosthetic System（ビーピーエス）"といわれるヨーロッパの会社が考案した方法を掲載しています。

3

2回目の精密な型採り

その後にトレーというものを作ります。これは、一人ひとりの土手に合わせた精密な型を採るためには欠かせない作業です。これを用いて精密な型を採ります。

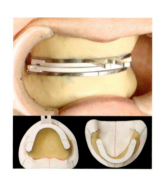

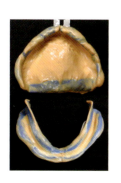

4

歯を選ぶ

精密な型採りと同時に、相談しながら歯の色や形、そして、大きさを決めます。人工の歯には、保険適用の歯と自由診療用（保険外）の歯があります。たくさん種類がありますので、患者さんの要望に合わせて決めていきます。とくに自由診療用の歯は、色が変わりにくい、減りにくい、丈夫で割れにくいなど多くの利点があります。

あなたは、どんな歯をお望みですか？

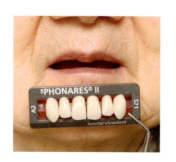

5

歯を並べる

歯が決まりました！　いよいよ歯を並べます。

歯を並べる作業は、歯科技工士の作業場（ラボといいます）で行います。患者さんが選んだ前歯や奥歯を並べていきます。

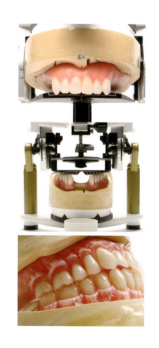

6 試しに入れ歯を入れる

今度は、歯を、ワックス（ロウソクのロウと同じ）の上に並べたものを患者さんのお口の中に入れてみて、気に入らない部分を修正します。

さて、どんなところが気にかかるでしょうか？

「少し出っ歯に見えるわ。歯をもう少し内側に入れてくださる？」
「口の周りに張りを出せないかしら！」
「笑ったときに歯が見えないわね」
「笑ったとき、歯肉が見えすぎて下品に見えるわ」
「白い歯や少し黄色い歯などを混ぜて並べて自然な感じをだしてほしいな」
「これ、昔の歯のある頃の写真なんだけど、これに近い歯並びがいいわ」
「話すと上の入れ歯が簡単に落ちそう」
「噛むと不安定で入れ歯が動くわ」
「下の入れ歯が浮き上がってくるよ」
「ほっぺたを噛みそうだ」

たくさん注文があると思います。これらの問題を、この段階でできるだけ修正します。

7 ワックスで作っていたものをレジンに置き換える

歯科医師との十分な話し合いと歯並びの修正が終わったら、ワックスをレジンという名前の硬質プラスチックに置き換えます。そして、最終的な形を整えていきます。

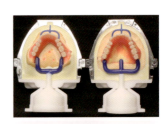

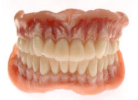

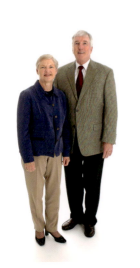

8 9 口の中に装着し、調整

　完成した入れ歯を口の中に入れて、噛み合わせや痛みのチェックを行います。どのようにするかというと、入れ歯の内面に、当たっているところを見つけるためのペーストを塗っておいて、好きなところで噛んでもらい、痛いところを見つけます。痛みのチェックは、次の2つのやり方があります。

　まず、何も口に入れないで、上下の入れ歯でしっかり噛んだとき痛みがあるかどうかをチェックします。続いて食べ物（実際には歯科用のコットン綿）を自由に噛ませ、そのときの痛みをチェックします。

　チェックしたときに痛みがあるようだったら、当たっている場所があるので、当たっているところを削ります。

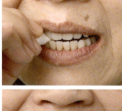
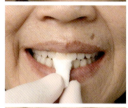
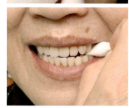
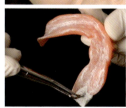
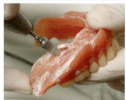

完成

10 メインテナンス

　入れ歯を入れた翌日、1週間後、1ヵ月後、6ヵ月後、1年後と定期的に入れ歯の状態を観察し、調整していくことが大切です。これをメインテナンスといいます。土手の変化や噛み合わせのくるいをつねに修正することで入れ歯を快適に使用していただけます。

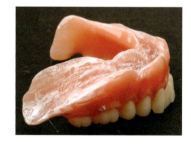

04 困ったときには

下の入れ歯が浮き上がる

　下の入れ歯の問題の多くは、口を開くと入れ歯が浮き上がって話が上手にできない、食べ物が入れ歯の内側に入って痛いという訴えです。

　実は、筆者は、この下の入れ歯の吸着のメカニズムを明らかにして、それに対応するための技術を確立し、現在では日本だけでなく、海外の多くの歯科医師たちにも教えています。

　この技術をマスターしている歯医者さんは、まだ少ないのが現状ですが、今後は徐々に増えていくでしょう。しかし、現時点では、この問題を解決するためには、下の入れ歯を吸着させる技術に卓越した歯科医院に行くしか手はありません。それぞれの歯科医院で得意とする方法があるかと思いますので、相談してみてください。ちなみに、筆者はJDA（最終頁参照）という名称のスタディーグループを主宰しています。JDAは入れ歯を専門とする歯科医師と歯科技工士で構成されていますが、それでも下の入れ歯の吸着成功率は80％程度です。唾液が少ないため入れ歯が擦れて痛みなどを生じているドライマウス（口腔乾燥症）の方や、アルツハイマー、パーキンソン、認知症の患者さんなどに吸着義歯を作ることは困難と考えてよいでしょう。

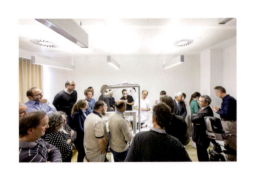

◀海外での指導の様子（筆者）

「入れ歯が合わなかったら入れ歯安定剤を使用しよう！」というコマーシャルはたくさんありますが、「よい入れ歯を作りましょう！」というコマーシャルはありません。歯医者自身の腕前を派手に宣伝することを慎むという考えがいまだに根強く存在しているからです。
安定剤を過剰に使用すると、顎の土手が急激に減って入れ歯はどんどん合わなくなります。よい入れ歯を身に着けることがとても大切なのです。

上の入れ歯が落ちる

上の入れ歯が落ちる理由を考えてみましょう。

第一の理由は、どんどん薄くなっていった土手と、まったく合わない入れ歯をしているためです。それを解消するために、入れ歯が合わないからと、入れ歯安定剤を盛って落ちないように努力している患者さんがたくさんいます。

コラムでも述べていますが、入れ歯安定剤の厚みが増すと、土手がますます薄くなっていき、入れ歯はどんどん合わなくなっていきます。

入れ歯の高さが低すぎても入れ歯が落ちる原因になります。

このような原因の源は、入れ歯をきちんと作れない歯科医師側に問題があるといえます。歯科医師選びは慎重に行い、コミュニケーションも上手にとれて、ウデのいい歯科医師のもとで入れ歯を作ってもらいましょう。

また、下の前歯だけが残っていて、噛み合わせが前噛みになっている上顎だけが総入れ歯のケースも、上の入れ歯の落下を誘発します。自分の歯で噛みたいという無意識の行動から、残った前歯で噛んでしまうのです。

入れ歯は、奥歯で噛むことで安定する道具であり、前歯で噛むのには適しません。前歯で強く噛むと、入れ歯周囲の封鎖が破壊されて落ちてしまうという最悪の結果を招きます。リンゴを丸かじりできる入れ歯は特殊なケースと考えてよいでしょう。

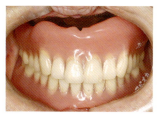

完全に歯がない場合の上の入れ歯の落下

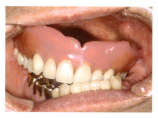

下の歯が残っている場合の上の入れ歯の落下

COLUMN

市販の入れ歯安定剤を頻繁に使ってもいいのかしら？

本来、きちんとした入れ歯であれば、安定剤は必要ありません。けれども、世間では市販の安定剤が出回っています。なかなか入れ歯が安定せずに困っている方々が多いということが感じ取れます。

安定剤を使用する際に知っておきたいことがあります。

安定剤は、厚みがあるペースト状のクッションタイプ、薄く伸びるクリームタイプに分けられます。

クリームタイプは、上下の入れ歯の噛み合わせをくるわせることが少ないので、歯医者としてはこちらがお奨めです。

しかし、入れ歯と土手に大きな隙間がある場合は、ペーストタイプを使わざるを得ません。ところが、安易にペーストタイプのものを重ねて使うと、安定剤の厚みが増す分、土手もどんどん減っていってしまいます。気がついたら、土手が真っ平らになっていることも珍しくありません。後のことを考えると、ペーストタイプは、土手が著しく減っていって、どうしても入れ歯が合わない場合や、お出かけの際にもう少し入れ歯を安定させたいという場合に使うとよいでしょう。かかっている歯医者さんによく相談して、安定剤を有効に使いましょう。

アメリカのマーケットでは数々の安定剤が売られています。アメリカの入れ歯の値段は、日本のような健康保険がないので、片顎で30万円以上します。そして、アメリカの安定剤の使用頻度は日本の4倍です。日本はまだ幸せな国だと思います。

"何度作っても合わない、いやになっちゃう……"

難症例といわれる、なかなかうまくいかない患者さんがいます。

土手がない、顎の関節がゴキゴキ鳴る、噛み合わせが不安定、唾液が出ないなど、問題はつきません。また、数本の歯が残っているケースでも、残っている歯の位置によっては、入れ歯による痛みが消えないケースもあります。

痛みをなくしたり、噛みやすくするためには、歯科医師側にも様々な経験が必要となります。

そして、入れ歯作りは、歯科医師だけではなく、歯科技工士や歯科医院のスタッフの協力のもとに成り立っています。患者さんに最終的に満足していただくには、歯科医院の総力的な対応が欠かせないわけで、チームワークのとれた歯科医療があなたを救うといっても過言ではないでしょう。チームワークで、患者さんの些細な問題を見逃すことがなくなるからです。患者さんが「この病院は自分のことを大切に扱ってくれている」と思った瞬間から、入れ歯の具合が俄然よくなります。これは、"医療とは、道具である入れ歯と使う側の心が通い合うと良いものに変化する"という、人間的な関わりのうえに成り立つことだからです。

とは言っても、入れ歯の悩みは様々ですよね。使い慣れることが大切ですが、早期に歯科医師に相談して調整を行ってもらいましょう。

入れ歯の具合がどんどん良くなると、今度は、もっと美しく、素敵でいたい！と望みがさらに膨らんでいくでしょう。

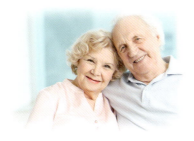

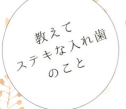

教えて
ステキな入れ歯
のこと

COLUMN

入れ歯はどうやって吸着するの?

　入れ歯の全周囲が口の中の軟らかい粘膜組織に接して隙間が封鎖されると、吸着が起こります。冷蔵庫のドアなどにくっつく吸盤と同じ作用で、噛むと入れ歯内部の唾液が排出されて、入れ歯が粘膜面に圧せられます。この原理で内面が陰圧になり義歯はぴたっと吸着するのです。

　一般的に、上の入れ歯は粘膜面に接する面積が広いので、比較的簡単に吸着させることが可能です。しかし、下の入れ歯は土手（歯茎が盛り上がっている部分）の面積が狭いうえに舌が動くため、入れ歯の封鎖が難しいとされていて、特殊な吸着技術が必要になります。わずかな隙間があっただけでも、入れ歯は吸着しないという原理の基に、とても繊細な入れ歯作りが要求されるのです。

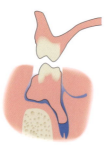

噛んでいない時：
普段は入れ歯が土手の上にふわっと乗っている状態

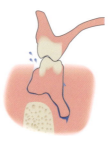

噛んだ時：
噛むと入れ歯の下にあった唾液が排出されて、内部が陰圧になって吸着される

食べ物が上手く噛み切れなくなった

このようなときは、特殊な色紙を噛ませて噛み合わせのバランスを調べます。そして、強く当たっている部分を、入れ歯の基本的な理論に則して調整を行います。

入れ歯が少しゆるくなった

入れ歯の内側に調整材を入れて使ってもらいます。痛みがないことが確認できた時点で、入れ歯を預かって数日後に入れ歯の内面だけ新しいものに取り替えて完成します。入れ歯を預かる数日間は、コピーの入れ歯（複製の入れ歯）を使っていただきます。

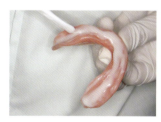

調整材を内面に塗ります

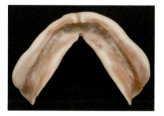

内面からはみ出している白く盛り上がっている部分を削りとります

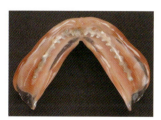

削りとった部分（内面）だけを新しいものに置き換えます。ここでは透明な高品質プラスチックに置き換えています

05 ステキな入れ歯は使うほどに価値がでる

高価な入れ歯を作っても歯がすぐにダメになるのでは？

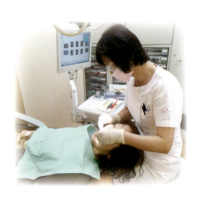

ステキな入れ歯ができました。笑顔もステキ、ご飯もおいしくいただけて、言葉もスムーズに発声できます！ この入れ歯をできるだけ長くもたせたい……！

誰もが思うでしょう。そのためには、家で自分で行うメインテナンスと、歯科医院での定期的なメインテナンスが必要になります。

●

自由診療の入れ歯は、長く使っていただくことで価値が出ます。

どんなに頑張っても歯が折れたり、大きなむし歯になって、抜歯せざるを得なくなることがあります。とくに60歳以上になると、歯は徐々に硬くなり、いわゆる、「しなり（弾性）」を失い、折れやすくなります。この予測不能の事態を事前に解決する策は、今のところないのです。

歯が1本ダメになったらすぐに作り替えるのでは、いくらお金があっても切りがありません。ですから、自由診療の入れ歯は、それに対するリカバリー、つまり、トラブルがあったら修理して、元どおりの機能を取り戻すことができるように工夫されていることが必須です。

また、残った歯をこれ以上失わないようにする努力も大切です。そのためにもメインテナンスとして、歯科衛生士による定期的な歯周病管理を受け続ける必要があります。メインテナンスが入れ歯を長く快適に使っていただくカギとなります。

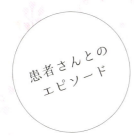

COLUMN

10年経過 元どおりに修復

10年間、毎日歯磨き粉をつけて入れ歯を磨いていたら、こんなに削れてしまいました。でも、大丈夫です。材質の良い自由診療の入れ歯だったら、元どおりに修復できるのです。

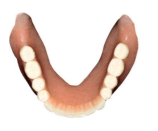
10年前

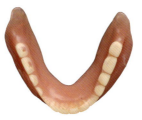
磨きすぎて入れ歯が削れてしまった

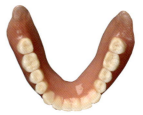
元どおりに修復

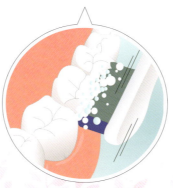

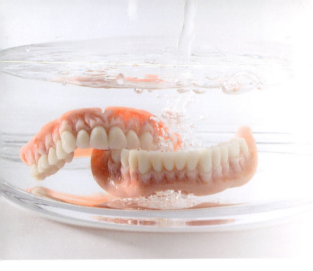

入れ歯を
長くもたせましょう

　土手は、入れ歯の刺激によって徐々に減っていきます。また、人工の歯も徐々にすり減り、顔の高さ（長さ）が少しずつ縮んでいきます。このような状態になると、噛み合わせも少しずつズレてくるので、歯科医師による定期的な噛み合わせの調整が必要になります。時には入れ歯を預かって、歯を新しいものに変えることも必要です。

　天然の歯やインプラントは抜けたらおしまいですが、入れ歯は、歯が抜けた所に人工の歯を追加したり、土手と合わなくなったら、土手と合うように入れ歯を修正したりと、臨機応変に対応できます。

　車もメインテナンスを続けても10年ほどで買い替えの時期となります。人の口の中で使われる入れ歯もお手入れがあってこそ長持ちするというわけです。

　歯科医院のメインテナンスでは、噛み合わせや、残っている歯のチェックをしてもらったうえで、プロフェッショナルクリーニングを行ってもらいます。

　入れ歯は他の差し歯や被せものと異なり、修理や修正を行うことによって、長く使うことができます。これは、経済的にも大きな利点でしょう。また、土手の減った分は、後から足すことが可能ですが、時期を逃すと新しい入れ歯を作ることになりかねません。「ステキな入れ歯を入れたら、定期的にメインテナンス」を合い言葉に、調整を受けてください。

入れ歯は
きれいにして
おきましょう！

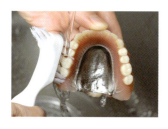

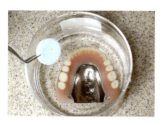

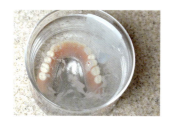

「入れ歯が汚れていても、歯が1本もないのだから歯周病の心配はないわ」という方、それは間違いです。汚れた入れ歯は、肺炎や心臓疾患の原因になります。入れ歯はつねに衛生的に保ちましょう。

お口の中は清潔そうに見えますが、たくさんの細菌が住んでいます。入れ歯を汚いままにしておくと、入れ歯の表面だけでなく、細菌が入れ歯の内部にまで侵入して繁殖し続けます。誤ってお口の中が傷つくと、傷口から細菌が血管に入ります。このようなことが繰り返し起こると、細菌が血管の壁に付着し、血液の通り道が狭くなります。

狭い血管の中を勢いよく血液が通ることで血圧が上昇したり、ときには脳血管が破れて脳出血を引き起こすこともあります。

では、どのようにして入れ歯をきれいに保つか、ご紹介します。

入れ歯のお手入れの仕方

入れ歯をきれいにする方法は2つです。とくに難しいことではありません。

まず、入れ歯用の歯ブラシなどできれいに磨くこと。これは市販されているどのような歯ブラシを使っても結構です。

次に、入れ歯洗浄液に漬けて消毒すること。入れ歯の内部に侵入した細菌は、入れ歯を歯ブラシで磨いただけでは消滅しません。週に2、3度、薬液消毒を行ってください。

この2つを日常的に実行すれば、入れ歯を長く快適に使えます。

ステキな入れ歯だからこそ、大切に扱って、いつもきれいな状態で快適に長く使ってくださいね!!

入れ歯の取り扱いで注意すること

● 保管時に乾燥させない
 変形、変色、ひび割れの原因になるので、就寝時など外して保管するときは、清潔な水に漬けておきます。

● 熱湯を使用しない
 入れ歯の多くがレジンやプラスチックでできているので、60℃以上のお湯で変形してしまいます。

● 歯磨き粉を使用しない
 歯磨き粉に含まれる研磨剤により入れ歯に細かい傷がつき、その傷に細菌が入り込む場合があります。においの原因にもなります。

● 市販の入れ歯安定剤の使用については、歯科医師に相談する
 入れ歯安定剤を長期間使用すると、土手がどんどん退縮していき、入れ歯が合わなくなります。入れ歯に不具合を感じたときには、歯科医師に相談しましょう。

週に2、3度は、入れ歯洗浄液に漬け置き、消毒を行いましょう。歯を磨くのと同じように、食事の後には入れ歯を外し、入れ歯用歯ブラシなどを用いて流水下で清掃します。

おわりに

　入れ歯を入れたら老け込むような気がする、"入れ歯"という言葉の響き自体が年寄りくさいなどと、多くの方が、そう感じていらっしゃるのではないでしょうか？

　私は、そんな方々のためにこの本を書きました。
　入れ歯の患者さんが、自分の妻や肉親だったらどうでしょう？　入れ歯を入れたおかげで、「しっかり噛むことができ、脳の血流が良くなり、ボケずにすむ」かもしれませんが、それだけではなく、若い頃のような笑顔を取り戻してステキになって、お洒落もしてほしい！　人生を楽しんでもらいたい！　そう思うでしょう。
　金属のクリップが丸見えの入れ歯なんて可哀想。入れ歯でもみんなと一緒に食事を楽しんでほしい！　という強い思いがあります。私の自慢の家族だからです。
　その気持ちを持ち続け、患者さんにもステキな部分入れ歯や総入れ歯を提供してきました。想いが通じて、患者さんは、勇気、希望、エネルギー、そして、プライドを取り戻しています。また、食べる、話すことで社会的な自信に満ち、活き活きとした人生を楽しんでおられます。
　人工歯根を骨に埋め込むインプラントはすばらしい機能を発揮することも事実ですが、そのような外科手術の危険を伴わずに、失われた自分の顔を取り戻せること、それが入れ歯の最大の利点です。
　入れ歯が合わないから入れ歯安定剤を使うというコマーシャルがたくさん放送されています。しかし、入れ歯でステキになろうという宣伝は、これまでほとんどありません。
　ですから、この本を読んだ方に知っていただきたいのです。
　"入れ歯でもステキになれる！"ことを。

阿部二郎

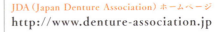

JDA（Japan Denture Association）ホームページ
http://www.denture-association.jp

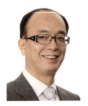

<u>著者</u>
阿部二郎（阿部歯科医院　院長）
1955年生まれ
1981年 東京歯科大学卒業

●現在の主な役職
Japan Denture Association 代表
東北大学大学院歯学研究科 口腔システム補綴科 臨床教授
神奈川歯科大学顎咬合回復補綴医学講座 客員教授
International committee member of American Prosthodontic Society

●主な著書
「誰にもできる下顎総義歯の吸着」
ヒョーロン、東京、2004．
「月刊 阿部二郎　下顎総義歯吸着までの道のり」
デンタルダイヤモンド、東京、2007．
「4-STEPで完成　下顎総義歯とBPSパーフェクトマニュアル」
クインテッセンス出版、東京、2011．
「阿部二郎の総義歯難症例―誰もが知りたい臨床の真実―」
医歯薬出版、東京、2013．

阿部歯科医院
東京都調布市仙川町1-12-43-2F　TEL. 03-3300-1184
http://www.abe-dc.net/

●

発行日　2015年3月10日　第1版第1刷

著　者　阿部二郎
発行人　後藤由紀
発行所　株式会社 kira books．
〒231-0035　横浜市中区千歳町1-2　横浜THビル6F
TEL 045-550-3346
http://www.kirabooks.jp/
印刷所　イメージング株式会社

Ⓒ Jiro Abe, 2015 Printed in Japan
ISBN978-4-908095-02-3

落丁、乱丁本はお取り替えいたします。
＊本書の一部あるいは全部について、著者ならびに発行者の許諾を得ずに無断で複写・複製することは禁じられています。